CONFÉRENCES

SUR

L'ABUS

DES

LIQUEURS ALCOOLIQUES

Par F. OMOUTON,

DOCTEUR EN MÉDECINE, OFFICIER D'ACADÉMIE.

DIEPPE
IMPRIMERIE PAUL LEPRÊTRE ET Cⁱᵉ

133, Grande-Rue, 133

—

1878

A MESSIEURS :

LE PRÉFET DE LA SEINE-INFÉRIEURE ;

LE SOUS-PRÉFET DE L'ARRONDISSEMENT D'YVETOT ;

LE MAIRE D'YVETOT ;

L'INSPECTEUR D'ACADÉMIE.

Témoignage de mon profond respect et de ma vive reconnaissance.

PREMIÈRE CONFÉRENCE.

L'abus des liqueurs alcooliques est si répandu aujourd'hui qu'il influe d'une manière extrêmement fâcheuse sur la santé d'un très-grand nombre d'individus. C'est le danger qui naît de cet abus, danger dont on n'est pas suffisamment averti, qui nous engage à publier les deux conférences que nous avons faites sur l'alcoolisme à l'école communale et à l'école chrétienne d'Yvetot.

Les principales boissons alcooliques sont l'eau-de-vie, l'absinthe et le vin.

L'eau-de-vie, obtenue de la distillation du vin, contient de 45 à 50 pour 0/0 d'alcool. On retire aussi de l'eau-de-vie des betteraves, de la fécule de pommes de terre, du riz et du cidre. Celle-ci est plus nuisible encore, parce qu'elle renferme un alcool particulier plus irritant que l'alcool de raisin. Le vin est bien moins alcoolique. La proportion d'alcool oscille entre 10 et 20 pour 0/0. L'absinthe est excessivement dangereuse. Prise chaque jour en petite quantité, elle altère promptement et d'une manière grave la santé. Ceux qui s'enivrent souvent avec cette liqueur, sont atteints de folie furieuse et momentanée d'abord, de folie continuelle ensuite.

Voici pourquoi les effets de l'absinthe sont si redoutables. D'une part, elle est composée d'eau-de-vie, eau-de-vie de très-mauvaise qualité ordinairement; d'autre part, d'une huile essentielle que la plante connue sous le nom d'absinthe cède à l'alcool par la distillation. Or, cette huile est très-irritante, à telles insignes que si l'on en dépose quelques gouttes sur la langue, par exemple, on éprouve à l'instant même une sensation de chaleur âcre et mordicante qui a de l'analogie avec celle qui résulte d'une légère brûlure. Eau-de-vie et huile essentielle, tel est le mélange dont les résultats sont si pernicieux.

Comment agissent les boissons alcooliques après leur ingestion dans l'estomac ?

L'alcool n'est pas un aliment. Il ne subit aucune modification dans l'estomac qui le rende assimilable à nos organes. Il est absorbé par les veines gastriques, se trouve mélangé avec le sang et circule avec ce liquide dans toute l'économie. Cela est si vrai qu'on le retrouve en nature dans le cerveau, le foie, les poumons et le rein. De même que les racines d'un végétal puisent dans le sol des sucs nourriciers et les transmet à la tige, aux branches, aux feuillages et aux fruits, de même les veines puisent dans le sang tous les matériaux de nutrition et de réparation de l'organisme. Si l'on arrose souvent ce végétal avec la solution d'une substance dont les propriétés sont différentes de celles que la nature assigne à la sève, il languit et finit par périr : eh bien, les boissons alcooliques, prises avec excès, sont au sang ce que cette solution est aux sucs d'une plante.

L'alcool est irritant et détermine une congestion sanguine dans les tissus avec lesquels il reste en contact quelque temps, congestion qui se révèle par de la rougeur, un peu de gonflement et quelquefois de la douleur. C'est le point de départ de la plupart des maladies graves qui naissent de l'abus des boissons spiritueuses.

Pour rendre plus sensible et mettre hors de doute cette propriété de l'alcool, nous allons citer un exemple :

Si l'on introduit dans un œil plusieurs gouttes d'eau-de-vie, cet organe devient rouge et douloureux. C'est une irritation qui se dissipe facilement et promptement; mais si le même fait se reproduisait souvent, l'irritation se convertirait en une inflammation qui produirait une altération assez considérable, soit d'une seule, soit de plusieurs parties de l'œil.

Eh bien, ce phénomène morbide est une image assez fidèle de ce qui se passe dans les organes internes, avec cette différence toutefois, en raison de la sensibilité de l'œil, que c'est plus lentement à l'intérieur, à moins que les tissus ne soient très-délicats, comme chez les jeunes enfants.

Ces données nous permettent, ce semble, d'apprécier plus facilement les ravages que produisent dans l'organisme les boissons alcooliques prises abusivement.

Nous allons citer successivement les principaux organes :

ESTOMAC.

Bien que l'alcool se trouve mitigé par les aliments, cependant après un laps de temps un peu plus ou un peu moins considérable, l'estomac devient le siège de lésions diverses fonctionnelles et organiques. D'abord l'appétit diminue, les aliments offrent peu de saveur, la digestion s'accomplit péniblement. Cet état de choses peut durer quelques années sans que l'existence soit menacée; ensuite la membrane muqueuse gastrique s'épaissit, s'indure ou se ramolit; il se forme même quelquefois une ulcération ; c'est un gastrite chronique extrêmement intense. Alors les malades vomissent abondamment, tantôt des aliments, tantôt du mucus; ils maigrissent promptement, perdent leurs forces, et succombent à cette maladie. On observe souvent aussi le cancer de l'estomac chez les ivrognes.

La mort a lieu quelquefois bien peu d'instants après l'ingestion d'une forte quantité d'eau-de-vie.

Une petite fille de quatre à cinq ans fut trouvée expirante devant la maison de ses parents. On remarqua que ces vêtements exhalaient une forte odeur d'eau-de-vie; on soupçonna de suite la cause de sa mort. La justice ordonna une autopsie. L'estomac renfermait une quantité notable d'eau-de-vie. Les parois de cet organe présentaient dans toute leur étendue une coloration d'un rouge si foncé qu'elle n'était comparable qu'à celle qui résulte d'un poison énergique.

Evidemment la mort avait deux causes : d'une part, une forte quantité d'eau-de-vie; d'autre part, la grande délicatesse de la membrane muqueuse chez cette toute jeune fille.

INTESTINS.

Les intestins, dont les fonctions sont étroitement liées à celles de l'estomac, deviennent fréquemment le siège d'une inflammation, qui donne lieu presque toujours à une diarrhée bien difficile à modérer; quelquefois il s'y forme des ulcérations qui, lorsqu'elles s'ouvrent dans la membrane séreuse qu'on désigne sous le nom de péritoine, laissent échapper des liquides qui occasionnent promptement la mort. En voici un exemple frappant :

Un jeune homme de 20 ans, adonné aux boissons spiritueuses, éprouvait souvent des coliques sourdes et de la diarrhée. Un jour, la douleur du ventre devint intolérable:

il vomit, palit, eut des sueurs froides et mourut en quelques heures. On constata une perforation intestinale autour de laquelle se faisaient remarquer deux ou trois autres ulcérations.

FOIE.

Un autre organe de l'appareil digestif, le foie, subit aussi d'une manière bien grave les redoutables atteintes de l'alcoolisme.

L'inflammation du foie, les coliques hépatiques, la cyrrhose (atrophie, principales ratatinement du foie), telles sont les lésions considérables et dangereuses qu'on observe chez les alcoolisés.

REIN ET VESSIE.

Le rein et la vessie ne sont pas plus épargnés que les autres organes. L'appareil urinaire est vivement impressionné par l'excès des boissons alcooliques. L'urine des ivrognes est chargée de principes irritants ; elle est forte et âcre. Ces principes irritants peuvent se déposer dans les reins et y former des graviers durs qui descendent difficilement dans la vessie, déchirent le tissu du rein ou des uretères, gênent singulièrement l'écoulement de l'urine, et produisent les douleurs cruelles qui caractérisent les coliques néphrétiques. Quelquefois ces calculs ne peuvent se dégager, et ils déterminent une suppuration mortelle du rein.

La présence d'une grande quantité d'albumine dans

l'urine n'est pas rare chez les buveurs; elle coïncide avec une lésion profonde du rein et s'accompagne d'hydropisie. Du reste, l'hydropisie se montre souvent chez les ivrognes se rattachant tantôt à l'albuminurie, tantôt à une maladie du foie, ou bien encore à une maladie du cœur.

Le catharre de la vessie et la rétention d'urine sont deux faits morbides qui se manifestent fréquemment par suite de l'intempérance.

La membrane interne qui tapisse les vaisseaux sanguins subit assez promptement les lésions suivantes : rugosités, induration, ossification. L'action malfaisante de l'alcool ne s'exerce pas avec moins d'intensité sur l'organe central de la circulation, le cœur; de là, des maladies de cet organe sous différentes formes, anévrisme actif, anévrisme passif. Toutes ces maladies sont très-graves et abrègent singulièrement l'existence.

L'alcool exerce aussi de grands ravages dans l'appareil de la respiration. Entraîné dans le poumon par les vaisseaux nombreux et volumineux dont cet organe est pourvu, il y pénètre en quantité considérable. C'est pourquoi l'haleine des ivrognes est ordinairement forte.

La voix est presque toujours altérée par suite d'une lésion du larynx; c'est ce qu'on appelle la voix de rogome.

La bronchite devient chronique chez un grand nombre de buveurs. Pour peu qu'ils soient prédisposés aux tubercules, soit par hérédité, soit par leur constitution, ils n'échappent pas à la phthysie pulmonaire.

Ce ne sont pas seulement les maladies occasionnées par l'abus des liqueurs alcooliques qui abrègent beaucoup la vie, ce sont aussi les maladies aiguës auxquelles les ivrognes sont plus exposés que les individus qui vivent sobrement. Rien d'étonnant à cela. Une maladie aiguë atteint un tissu, un ou plusieurs organes déjà malades;

elle est infailliblement grave ; tout l'organisme d'ailleurs est soumis lui-même à l'influence alcoolique ; il réagit mal et insuffisamment contre ce nouvel ennemi. Règle générale, tout individu alcoolisé, atteint d'une maladie aiguë, est immédiatement en danger, et la mort, presque toujours, arrive promptement.

Quel danger ne présente pas pour eux les maladies épidémiques, telles que la fièvre typhoïde, la variole, le choléra !

Le principe morbide qui donne lieu à l'évolution de tous les troubles qui caractérisent chacune de ces épidémies est un poison. Or, l'alcool lui-même est un poison lent. Que faut-il de plus pour briser l'existence ?

En 1873, par exemple, le choléra épidémique éclata à Yvetot. 30 individus en furent atteints, 18 femmes, 10 hommes et 2 enfants. 17 de ces malades moururent ; 12 étaient notoirement des ivrognes.

La funeste influence de l'alcoolisme se révèle même chez les blessés. Un ivrogne se casse-t-il un membre, la formation du cal, la consolidation de la fracture se font attendre plus longtemps ; et les plaies se cautérisent plus lentement. Un chirurgien se voit-il dans la nécessité de pratiquer une amputation, il sait d'avance que son opération offre d'autant moins de chances de guérison qu'il a affaire à une personne qui est saturée d'alcool.

Inutile de dire que l'alcoolisme se produit bien plus rapidement chez les individus qui boivent des liqueurs fortes à jeun.

Sans doute les maladies graves et nombreuses que nous venons de citer ne se manifestent pas simultanément chez le même individu. En raison d'une prédisposition particulière, celui-ci présente des lésions de l'estomac, des intestins ou de quelque autre organe de l'abdomen, celui-là une maladie du cœur et des gros vaisseaux, un troisième des phénomènes morbides qui siègent dans l'appareil de la respiration. Néanmoins, par cela seul que l'organisme est imprégné d'alcool, on trouve quelques traces de ce poison dans d'autres parties du corps.

Bien entendu que tout ce que nous avons dit ne s'applique qu'aux ivrognes et non aux personnes qui n'étant atteintes d'aucune maladie qui exclut l'usage des boissons alcooliques, n'en prennent qu'avec modération pendant ou peu de temps après leur repas. Dans certaines circonstances même, elles sont très-utiles. Ainsi, lorsqu'on est obligé de rester longtemps exposé, dans les régimes du nord, par exemple, et même dans notre climat tempéré, à la rigueur du froid, ou bien si l'on se livre à des travaux pénibles qui occasionnent une grande dépense de forces, le vin et l'eau-de-vie de bonne qualité, permettent à l'économie de réagir plus facilement contre les intempéries, communiquent de l'énergie aux muscles et contribuent à la conservation de la santé. Les boissons alcooliques, l'absinthe exceptée, sont indispensables aux militaires qui font de longues marches et endurent les fatigues et les privations que la guerre impose.

DEUXIÈME CONFÉRENCE

Si l'on fixe son attention quelques instants sur le grand nombre de maladies graves que nous avons indiquées, on y trouve déjà des motifs suffisants d'éviter l'abus des boissons alcooliques. Cependant nous n'avons mis sous vos yeux qu'une partie du tableau qu'il nous faut tracer. Nous allons faire en sorte de le compléter aujourd'hui en signalant l'action de l'alcool sur les facultés intellectuelles et en présentant quelques considérations sur l'alcoolisme au point de vue de l'individu, de la famille et de la société.

L'ivresse habituelle altère profondément l'intelligence : la mémoire, le jugement et le raisonnement s'affaiblissent peu à peu et finissent par disparaitre tout à fait. Pas une parole, pas une action qui ne reflètent plus ou moins ce mauvais état de l'esprit.

Dès le début de l'alcoolisme la parole exprime difficilement des pensées péniblement conçues ; la physionomie et le regard perdent quelque chose de leur expression naturelle ; et il s'écoule ordinairement peu d'années sans que l'ivrogne tombe dans l'abrutissement.

Autrefois on ne s'enivrait qu'avec des boissons fermentées. L'eau-de-vie et ses dérivés n'étaient pas en usage. Alors l'alcoolisme se produisait lentement, et il était rare qu'on observât des lésions de l'intelligence aussi graves que celles qui naissent des boissons alcooliques obtenues par distillation.

Depuis un siècle environ l'abus de l'eau-de-vie et des autres liqueurs fortes s'est généralisé et a pris des proportions considérables. Aussi les maladies mentales ont-elles augmenté d'une manière alarmante.

Les hallucinations, le *delirium tremens* et l'aliénation mentale sont les principaux troubles de l'esprit qui résultent du contact fréquent et prolongé de l'alcool avec le cerveau. Toutefois, on observe aussi deux autres états psychologiques tout-à-fait différents l'un de l'autre : Chez les uns c'est l'absence de toute volonté et une grande apathie qui rendent indifférent à tout ; chez les autres une vive irritation qui change un caractère ordinairement doux et pacifique en un esprit querelleur, violent et méchant. Ceux-ci se livrent quelquefois à des actes qui appellent une répression.

A ce sujet, qu'il nous soit permis de citer un fait déplorable tout récent. Il y a quelques jours seulement un marchand de vin de Paris se tenait sur le pas de sa porte, lorsqu'un jeune homme très-bien mis, paraissant appartenir à une bonne famille, s'avança vers lui et lui adressa de grossières injures. Le marchand de vin, s'apercevant que ce jeune homme était ivre, l'engagea à se retirer. Au lieu de suivre ce bon conseil, il entra dans une grande fureur et frappa à la figure ce brave homme, heureusement que des gardiens de la paix, qui étaient à une petite distance, purent l'arrêter et le conduire dans un poste voisin. Aussitôt qu'il eut recouvré à peu près sa raison, il avoua s'être enivré avec de l'absinthe.

Ce ne sont pas seulement des délits, ce sont aussi des crimes que la justice est obligée de punir : souvent la police correctionnelle et la cour d'assises retentissent de procès de cette nature.

Tel s'est rendu coupable et s'est déshonoré qui serait

resté honnête et estimable s'il ne s'était pas adonné à l'ivrognerie.

Quant aux hallucinations, elles consistent en une erreur de l'esprit et une fausse appréciation des sens. Parmi les hallucinés les uns engagent une conversation avec une personne absente absolument comme s'ils avaient un interlocuteur, les autres aperçoivent des objets qui n'existent pas ou les voient sous un tout autre aspect que celui qu'ils présentent réellement; ceux-ci entendent des injures et des menaces qu'aucune voix ne profère; ceux-là sont saisis d'une grande frayeur et n'osent faire aucun mouvement; quelques-uns, au contraire, sont excessivement irrités et deviennent dangereux.

Entr'autres hallucinés, on cite un individu qui voyait souvent des flammes s'élever de l'extrémité de ses doigts, un autre qui, voyant une main qui l'invitait à la suivre, franchit une croisée et tomba d'une certaine hauteur sur le pavé.

Du reste, les hallucinés sont sujets à beaucoup d'actes d'extravagance

Les hallucinations fréquentes, surtout celles qui sont de longue durée, jettent l'esprit dans une mélancolie profonde, qui porte au suicide. Partout où l'on abuse des liqueurs alcooliques, principalement dans le Nord de l'Europe, les suicides sont fréquents. Il résulte d'un travail de statistique, publié il y a quelques années, qu'en France sur 4,490 suicides, 450 doivent être attribués à l'alcoolisme.

Le *delirium tremens* ou délire avec tremblement est très-fréquent. Il se manifeste par de l'agitation, de la fièvre, de l'insomnie et des hallucinations de la pire espèce. Fantômes, spectres, rêves effrayants, dangers imaginaires, tout sollicite les personnes atteintes de cette maladie à des actions très-dangereuses et très-redoutables. Quelques-uns de ces malades cherchent à blesser, à tuer, tuent même des parents, des amis qui leur donnent des soins, imaginant qu'ils se sont indroduits dans leur logement pour les voler ou les assassiner ; d'autres, afin d'échapper à un danger qui n'existe que dans leur imagination égarée, se précipitent par une fenêtre.

Ce qui est plus fréquent encore, c'est la folie proprement dite. Depuis un demi-siècle le nombre des fous a augmenté singulièrement.

Voici des chiffres qui, malheureusement, sont bien éloquents.

En remontant à une époque éloignée, sur 100 cas d'aliénation mentale on n'en reconnaît que 4 ou 5 pour 0/0 comme résultat de l'abus des liqueurs alcooliques ; mais de 1826 à 1833, le nombre s'en élève à 8 pour 0/0, et à 20 et 25 depuis cette dernière année jusqu'à notre époque (en France.)

Le médecin en chef de l'asile des aliénés du département du Calvados a même reconnu dernièrement que sur 100 fous, traités dans cet établissement, 30 avaient perdu la raison par suite d'ivrognerie. L'absinthe et l'eau-de-vie de cidre semblaient avoir participé à ce surcroît de malades.

Ainsi de 1826 à 1833 c'est 8 pour 0/0, 25 et même 30 de 1833 jusqu'à l'époque actuelle.

Ces chiffres extrêmes, 5 et 8 d'une part, 25 et 30 d'autre part, renferment un enseignement qui ne doit échapper à aucun esprit sérieux. Quand le mal s'arrêtera-t-il ? où rencontrera-t-il des limites ?

A la vérité, on a créé des sociétés de tempérance dans plusieurs grandes villes. Certes, on ne peut trop louer les personnes qui unissent leur zèle et leur dévoûment pour combattre un fléau qui grandit tous les jours ; malheureusement, leurs efforts sont bien insuffisants en présence d'un danger qui envahit une grande partie de la société, le villageois comme le citadin.

Maladies physiques et maladies mentales, tout cela est bien grave, mes enfants. Plus heureux que les personnes qui ignorent les dangers de l'alcoolisme, vous saurez vous en préserver, et vous conserverez plus facilement votre santé et votre intelligence.

Examinons maintenant les effets désolants de l'alcoolisme au point de vue de l'individu, de la famille et de la société.

Toute personne qui a l'habitude de s'enivrer ne retire que peu de fruit de son travail. Si c'est un ouvrier, outre la folle dépense à laquelle il se livre, il se prive volontairement de l'adresse et de la sûreté de main que réclament la plupart des travaux. Il tremble, apprécie mal la nature des objets qu'il saisit et auquel il est chargé d'imprimer des formes, des modifications diverses. D'ailleurs l'application de l'intelligence à toute chose est indispensable ; là où elle manque, il n'y a plus qu'une force aveugle. Améliorer, perfectionner, devenir habile, c'est le but auquel doivent tendre les efforts d'un artisan s'il veut rendre sa position aussi honorable que possible et se créer des ressources précieuses pour l'avenir. Or, l'ivrogne se place en dehors de ces conditions ; il travaille peu et il travaille mal.

Aussi ne tarde-t-il pas à tomber dans la misère, sans exciter même la pitié qu'on accorde toujours au malheur non mérité. Et puis la misère conseille mal. Un alcoolisé, qui a naturellement de mauvais penchants, y succombe aisément et commet quelquefois des actes qui attirent un châtiment sur sa tête. Si c'est un industriel, un commerçant, un agriculteur, ils ne peuvent excercer une surveillance utile et indispensable sur leurs employés, leurs ouvriers ou leurs domestiques. L'activité qu'il faut déployer dans chaque profession devient insuffisante, si même elle n'est pas nulle; tout périclite là ou l'œil attentif et intelligent du maître fait défaut; on s'expose à la ruine.

Est-ce une personne que sa fortune met au dessus du besoin pour toujours? elle subit au moins un préjudice moral en renonçant au prestige qui s'attache à la richesse.

Il est donc impossible de méconnaître les fâcheux effets de l'ivrognerie en égard à l'individu. Ils sont plus déplorables encore touchant la famille.

Des devoirs s'imposent rigoureusement à tout père de famille. Il doit songer souvent au bonheur de ses enfants et excercer sur eux une surveillance attentive.

C'est le meilleur moyen de mériter et d'obtenir leur affection et leur respect. Tandis qu'un bon père protège sa famille et montre une grande sollicitude pour ses enfants, l'ivrogne, lui, méconnaissant ses devoirs, dépense son salaire, dissipe son bien, son patrimoine au préjudice des siens, qu'il expose à la misère et à beaucoup de malheurs.

L'ivrognerie chez la femme fait naître encore plus de regrets amers. La Providence a déposé généreusement dans le cœur de la femme le plus durable de tous les sentiments, l'amour maternel. Grâce à une grande abnégation et à un admirable dévoûment, une bonne mère, si pauvre qu'elle soit, trouve encore quelque moyen de subvenir aux plus pressants besoins de ses enfants ; et puis s'ils pleurent, s'ils ressentent quelque affliction, elle les console par une bonne parole et une douce caresse; mais la mère de famille qui oublie ses devoirs au point de s'enivrer, perd peu à peu le sentiment de la maternité: elle devient insensible aux plaintes de ses enfants et n'entend plus les cris que la faim leur arrache quelquefois; leurs larmes, elle ne les voit plus couler.

Une mère peut même devenir une véritable marâtre.

Pendant l'état d'ivresse, il y a des femmes qui frappent, blessent et traitent cruellement leurs enfants; le malheur est complet.

A un autre point de vue encore, l'alcoolisme a les plus funestes conséquences; l'alcoolisme, vous le savez, mes enfants, est un véritable empoisonnement. Malheureusement il se transmet aux descendants. Le lymphatisme, la scrofule, les tubercules, la rachitisme, les convulsions, l'épilepsie, la folie, l'idiotisme, telles sont les maladies que la plupart des enfants reçoivent comme héritage en naissant; et puis, chose bien triste à dire, la moitié de ces enfants meurent avant l'âge de trois ans.

Dans les grands centres de population industrielle, où malheureusement l'ivrognerie est très-répandue, le chiffre moyen de la vie diminue sensiblement. C'est ce qu'établissent plusieurs statistiques faites avec un grand soin et une entière exactitude.

L'alcoolisme cause aussi un très-grand préjudice à la société. Des devoirs nombreux incombent à chaque membre de la grande famille humaine. L'accomplissement de ces devoirs maintient l'ordre et l'harmonie si nécessaires et si utiles partout et toujours. Quelque profession que l'on exerce, quelque rang que l'on occupe, si riche ou si pauvre que l'on soit, tout le monde doit et peut concourir au bien général, par le travail, la vertu, l'intelligence et la fortune. Or, la société n'a que bien peu de services à attendre d'un certain nombre d'alcoolisés, aucun des autres.

En effet, l'un travaille peu ou travaille mal, l'autre devient très-apathique, c'est-à-dire indifférent à tout, le troisième violent et dangereux, le quatrième est halluciné ou atteint de *delirium tremens*, d'autres enfin sont atteints d'aliénation mentale.

Représentez-vous par la pensée, mes enfants, une société composée d'alcoolisés, d'hallucinés et de fous. Quel bien pourrait-elle opérer ? que deviendrait-elle ? elle périrait infailliblement. L'ivrogne méconnaît donc ses devoirs envers la société, comme il les méconnaît envers la famille, et j'ajoute envers la patrie, qui a besoin du concours de tous ses enfants pour rester forte et se faire respecter des autres nations.

Sans doute l'ivrognerie a existé de tout temps. Dans l'antiquité des mesures radicales furent dirigées, des lois draconiennes même furent faites contre ce vice. En France on a rendu plusieurs édits très-sévères contre les ivrognes. Sous François Ier, par exemple, on les emprisonnait, on leur infligeait un châtiment honteux et on les exilait quelquefois. Ce châtiment et l'exil étaient de trop assurément.

Si l'on employait de pareils moyens aujourd'hui, tous les esprits se révolteraient. Les mœurs se sont bien adoucies depuis le XVIe siècle. Mais ce n'est pas une raison pour négliger les moyens propres à amoindrir ou à déraciner, si c'est possible, les dangers inhérents à l'abus des boissons alcooliques. Aux bienfaits de l'instruction doivent s'ajouter dans une juste proportion ceux de l'éducation proprement dite, afin de former en même temps l'esprit et le cœur. Des bouches éloquentes, mes enfants, vous enseignent tous les jours vos devoirs.

L'hygiène vous en enseigne quelques-uns aussi, car elle renferme des principes de morale.

Afin que les effets si dangereux, si désolants et si funestes de l'alcoolisme s'inscrivent plus facilement dans votre mémoire, nous allons nous résumer en quelques mots.

L'alcool est un poison qui circule dans les veines avec le sang. L'empoisonnement se produit d'autant plus vite que l'alcool est de mauvaise qualité, et qu'il est associé d'ailleurs à une huile essentielle, telle que l'absinthe. L'alcoolisme occasionne beaucoup de maladies, plus graves les unes que les autres : maladies de l'estomac, des intestins, du foie, des reins et de la vessie ; maladies des vaisseaux et du cœur ; maladies de la poitrine et de la tête. Il exerce une action non moins funeste sur les facultés intellectuelles en déterminant une grande apathie, une vive irritation, des hallucinations, le *delirium tremens* et la folie.

Eu égard à l'individu, industriel ou artisan, riche ou pauvre, il a des conséquences très-fâcheuses. Il en a de plus graves et de plus regrettables encore au point de vue de la famille : c'est une cause de ruine et de misère ; les enfants, nés de parents alcoolisés, sont atteints pour la plupart de maladies extrêmement graves ; la moitié de ces enfants meurent avant l'âge de trois ans.

Relativement à la société, il est un obstacle à l'accomplissement des devoirs qui contribuent puissamment à la conservation de l'ordre et de l'harmonie qui sont la sauvegarde des nations. Enfin, des délits, des crimes et le déshonneur sont la suite fréquente de l'abus des liqueurs fortes. Voilà l'alcoolisme !

Que de motifs sérieux, mes enfants, pour éviter l'ivrognerie. Soyez toujours sobres ; vous resterez de bon fils, vous serez de bons pères de famille et de bons citoyens.

Ce ne sont pas seulement vos parents et vos maîtres, et les personnes honorables qui, en assistant aux conférences, vous donnent un témoignage éclatant de sympathie ; ce ne sont pas seulement toutes ces personnes qui réclament de vous la sobriété avec les vertus qui en découlent ordinairement, c'est aussi la patrie, notre belle et chère patrie, la France !

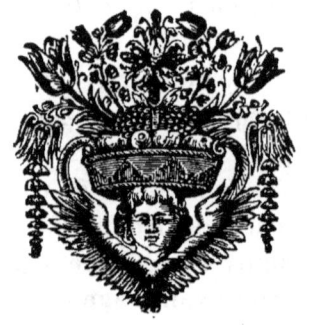

PAUL LEPRÊTRE ET Cie, IMPRIMEURS A DIEPPE.

142

www.ingramcontent.com/pod-product-compliance
Lightning Source LLC
Chambersburg PA
CBHW062005070426
42451CB00012BA/2693